MÉMOIRE

SUR LES

CAUSTIQUES.

MÉMOIRE

SUR

LE DANGER

DES

CAUSTIQUES

POUR

LA CURE RADICALE

DES HERNIES;

PAR M. BORDENAVE.

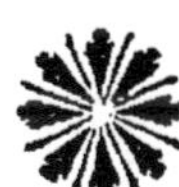

A PARIS,

De l'Imprimerie de J. G. CLOUSIER,
rue Saint-Jacques.

1774.

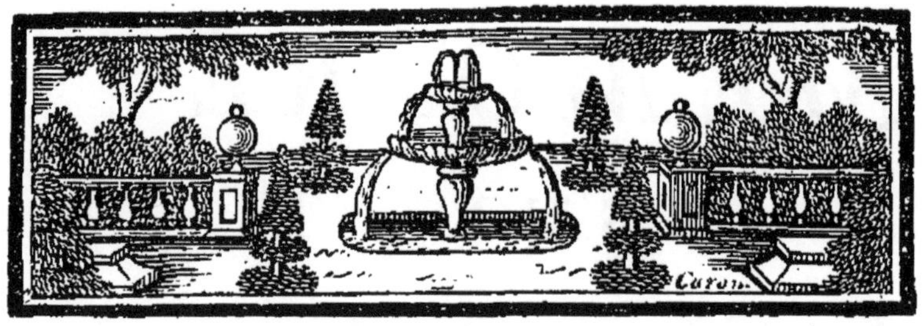

MÉMOIRE

SUR

LE DANGER

DES

CAUSTIQUES

POUR

LA CURE RADICALE

DES HERNIES.

Le traitement des hernies a toujours
fixé l'attention des Praticiens. Cette
maladie est assez commune, particu-
lièrement aux hommes exposés à des
travaux durs & pénibles : elle cause
des accidens souvent très-médiocres,
quelquefois très - graves ; & suivant

A 3

leur nature , on a recours à différens moyens de guérifon.

La cure ordinaire , fimplement palliative , convient aux hernies fimples , qui peuvent être auffi facilement réduites que contenues ; elle devient affez fouvent radicale , fur-tout dans les jeunes fujets ; & même dans ceux qui , quoique déja avancés en âge , ont la patience de porter conftamment & long-temps un bandage convenable.

La cure radicale a été tentée par l'ufage de plufieurs remèdes tant internes qu'externes , & par différens procédés opératoires ; tels font la future royale , le point doré , le cautère actuel & le potentiel , la caftration , la ligature du fac après l'incifion des tégumens & la réduction des parties contenues. Nous ne nous arrêterons pas à difcuter les avantages ou les inconvéniens de ces différentes pratiques ; l'expérience a prononcé fur ces points : nous nous contenterons d'examiner & de propofer quelques réflexions fur la maniere de traiter les hernies par les cauftiques , pratique ancienne, fouvent renouvellée, & que l'on a bien vîte abandonnée à raifon des inconvéniens & des dangers qui la suivent presque toujours ; pratique que l'on veut faire revivre sans des motifs plus solides , & à laquelle il suffira d'opposer le mauvais succès de ceux mêmes qui font actuellement de vains efforts pour l'accréditer.

Le traitement des hernies par le cauftique eft fort ancien : Guy de Chauliac en parle dans le fixieme Traité de fa Chirurgie , publiée en 1363. Il nous apprend qu'Albucafis, Avicenne , Roger & fes fectateurs, Brunus & Théodoric ont employé d'abord le cautère actuel pour faire efcarre à l'endroit de l'anneau , après l'ouverture des tégumens. Le cautère actuel ayant paru trop cruel, & pouvant d'ailleurs effrayer les malades, Théodoric , Jean de Crepatis de Bologne , Maître André de Montpellier, Maître Pierre d'Orliat en Avignon, & Guy de Chauliac ont mis en ufage le cautère potentiel. Ils ont cru que cette cautérifation pouvoit contribuer à rendre la cicatrice plus ferrée & plus ferme, & à prévenir par-là le retour des hernies : & au rapport du dernier, il paroît qu'ils donnoient la préférence au cautère actuel , comme plus sûr & moins dangereux. Cependant Guy de Chauliac , pour s'accommoder à la foibleſſe des malades, a employé le cautère potentiel ; mais il remarque, avec raiſon, que ce moyen exige les plus grandes précautions pour que l'on ſoit maître de l'action des corroſifs : il preſcrit d'en faire plutôt uſage à diverſes repriſes que par une ſeule application ; & il ne diſſimule pas les dangers qui peuvent en réſulter. Enfin, il conſeille l'application d'un bandage, comme néceſſaire pendant long-temps après la guériſon, pour aſſurer la cure (a).

Pierre Franco, dans ſon Traité ſur les Hernies, publié en 1561, expoſe d'abord une maniere d'opérer de ſon invention ; il rapporte enſuite le texte de Guy de Chauliac auquel il n'ajoute rien ſur ce point, qu'il s'eſt contenté de traduire, & il ne paroît y donner aucune approbation.

Fabrice de Hilden rapporte (b) qu'un Empirique de ſon temps avoit tenté de guérir les hernies par une huile chymique, dont il faiſoit ſecret ; qu'il avoit cauſé des douleurs très - vives

(a) Tractat. VI, Guidonis de Decoratione, Cap. VII, De rupturâ Didymali & de curâ per Chirurgiam. Edit. 1572.

(b) Oper. Chirurg. pag. 915.

aux malades qui s'étoient confiés à
son traitement , & qu'il en avoit à
peine guéri quelques-uns.

Paré en faisant mention de l'usage
des caustiques recommandés en pareils
cas par quelques Auteurs, avertit d'ê-
tre en garde contre cette espèce de
secours, à raison du danger qui peut
en résulter (a).

L'usage des caustiques ainsi connu
depuis long-temps, & abandonné soit
par le danger de son application, soit
par l'incertitude de ses succès, a été
de temps en temps renouvellé par des
Charlatans qui cherchent à séduire le
Public, en donnant comme nouveau
ce qui ne l'est pas; & qui annonçant
de prétendus secrets , promettent de
guérir sans douleur, par des moyens
certainement plus douloureux que les
opérations mêmes.

Telle a été la conduite de plusieurs
Empiriques, & particuliérement d'un
certain Médecin, nommé Littleton,
qui annonça, il y a environ quarante
à cinquante ans, en Angleterre, une
nouvelle méthode de guérir les hernies sans opération.

(a) Livre VII, Chap. 18.

M. Heifter rapporte (a), d'après Jean Douglas, que cet Opérateur ayant d'abord réduit les inteftins dans le ventre, appliquoit enfuite un médicament corrofif fur le lieu par lequel les inteftins étoient fortis. Il employoit de préférence l'huile de vitriol, dont il touchoit la peau en quantité fuffifante pour la pénétrer en peu de temps, défirant une efcarre épaiffe pour obtenir une guérifon plus sûre. Il continuoit ainfi pendant deux ou trois jours, après avoir incifé l'efcarre; afin que la liqueur pénétrât plus avant. Ayant enfuite laiffé tomber les lambeaux, il conduifoit la plaie à cicatrice, & faifoit porter après la guérifon, l'emplâtre contre les hernies, foutenu d'un bandage convenable, pour en affurer le fuccès. Mais ce procédé n'eut pas long temps la confiance qu'il avoit d'abord infpirée; il tomba bientôt dans le difcrédit, & les Anglois l'abandonnerent entiérement (b).

Alexandre de Monro, Profeffeur

(a) *Inftit. Chir. Part.* 2, *Sect. IV, Cap.* CXIX.

(b) Confultez auffi fur ce fujet, *Studium Medicum Boerrhaav. ab Hallero, Confilia ad Chirurgiam, Tom. II, pag.* 781.

d'Anatomie en l'Université d'Edimbourg & de la Société Royale de
Londres, ne porte pas un jugement
plus avantageux de l'usage des cauftiques pour la guérifon des hernies (a).
Ayant fait mention, d'après Robert
Houfton's (b): de ce qui s'étoit paffé
en Angleterre, où l'on avoit voulu
faire revivre ce procédé, il remarque
» que la réputation de cette maniere
» d'opérer s'évanouit bientôt par les
» promeffes exagérées de ces Charla-
» tans qui annonçoient plus que ne
» pouvoit faire leur opération, c'eft-
» à-dire, une guérifon complette fans
» crainte de retour. Cela fe trouva
» faux dans la plupart ou dans pref-
» que tous les adultes fur lefquels
» cette opération fut pratiquée «. Il ne
diffimule cependant pas qu'elle pourroit l'être en sûreté, & avec quelques
avantages, fi après l'incifion des tégumens on fe fert avec précaution de
quelques efcarrotiques pour détruire
les membranes cellulaires graiffeufes
qui fe trouvent dans l'anneau & fous

(a) Effais & Obfervations de Médecine
de la Société d'Edimbourg, Tom. V, Art.
21, pag. 371 & fuiv.
(b) Hiftory of ruptures, Lond. 1726. 8°.

A 6

les tégumens ; mais il observe en homme instruit, que cette guérison ne peut avoir de succès constant, qu'autant que l'on a soin de porter un bandage pour soutenir la cicatrice.

Gunz & plusieurs autres Auteurs rejettent les caustiques par les mêmes motifs (a).

D'après ces autorités, peut-on voir sans surprise que cette pratique soit renouvellée de nos jours, & publiée avec une confiance capable d'en imposer ? n'est-il pas de notre devoir de dessiller les yeux du Public, qui pourroit être trop aisément séduit & devenir la victime de la séduction ? C'est aux Maîtres de l'Art qu'il appartient de prononcer sur ce point. Examinons la prétendue nouvelle méthode sans prévention ; discutons les faits rapportés en sa faveur ; suivons l'Auteur dans ses raisonnemens, & jugeons-les par les principes d'une saine doctrine & par l'observation des évènemens.

Les Journaux & Feuilles Périodiques ont publié vers la fin de l'année

(a) *Observat. Anatomica-Chirurgic. Cap.* XII.

Sharp, Recherches Critiques sur l'état présent de la Chirurgie, Chap. I.

derniere (1773), une maniere de traiter les hernies radicalement, dont le succès est, dit-on, tel qu'il dispense de bandages (a). Un Opérateur, se disant Chirurgien des vaisseaux du Roi, s'en approprie l'invention ; & un Médecin de la Faculté de Paris, Auteur du Mémoire publié, annonce l'avoir perfectionné par ses soins, ses réflexions & ses observations. Si on en croit ces Messieurs qui d'accord sur leurs prétentions respectives, se partagent la gloire de la découverte, cette méthode possède tout le degré de certitude dont elle est susceptible ; ils assurent que par elle ils guérissent radicalement les hernies inguinales, complettes & très-volumineuses, quoique anciennes, pourvu qu'il soit possible de les faire rentrer, & que d'ailleurs le traitement est sans danger. Une telle méthode seroit sans doute

(a) Mémoire dans lequel M. Gauthier, Docteur en Médecine de la Faculté de Paris, rend compte des épreuves ordonnées pour constater la sûreté & la bonté de la méthode du Sieur Maget, pour la guérison radicale & absolue des hernies ou descentes. Publié dans le Journal de Médecine du mois de Novembre 1773, dans le Mercure de France, dans le Journal des Sçavans, &c.

de la plus grande importance, si elle avoit les avantages qu'on lui attribue; mais pour contribuer à l'utilité du Public & fixer sa confiance sur cet objet, voyons si les assertions énoncées dans le Mémoire sont vraies, si les faits rapportés ne sont susceptibles d'aucun doute, & s'ils ne sont pas présentés avec la partialité ordinaire de la prévention, & que suggère l'intérêt d'une entreprise.

En suivant la route que l'Auteur du Mémoire s'est frayée pour accréditer un moyen de guérison, qui doit être souvent plus dangereux que le mal même, on voit qu'il a exagéré les accidens qui accompagnent quelquefois les hernies, & exposé des dangers imaginaires propres à jetter la terreur dans l'ame de ceux qui en sont attaqués. Il ne se contente pas d'intimider les malades; il diminue encore la confiance qu'ils pourroient avoir aux moyens que l'expérience a démontré sûrs & efficaces; & il n'hésite pas à jetter du doute même sur l'utilité des bandages dans les cas les plus ordinaires.

Convenir que l'application des bandages peut guérir radicalement les hernies avant l'âge de dix-huit à vingt ans, c'eſt une vérité inconteſtable ; mais il n'eſt pas auſſi certain que paſſé ce temps, ils ne puiſſent que pallier le mal. On ſçait par expérience que cette application, même dans les perſonnes avancées en âge, donne lieu au reſſerrement de l'anneau & du ſac ; que les parties ſorties étant maintenues réduites, celui-ci ſe reſſerre & perd beaucoup de ſa capacité ; & que ſi la prudence exige que l'on continue l'uſage des bandages, il n'eſt pas moins vrai, rigoureuſement parlant, qu'on pourroit s'en paſſer après un certain temps, & que la guériſon eſt radicale. La pratique journaliere en fournit des exemples, les Auteurs en font mention (*a*), & l'inſpection nous a démontré ces faits ſur des cadavres.

Ainſi les bandages non-ſeulement ſoulagent & pallient le mal ; mais encore ils deviennent un moyen véritablement curatif, quand ils contiennent exactement la hernie. A la vérité pour en tirer cet avantage, il faut les porter habituellement ; & s'ils ſont inutiles dès qu'ils ne compriment pas ſuffiſamment, nous ne convien-

(*a*) Ledran, Obſ. 75.

drons pas qu'ils doivent en conféquence gêner, & que la gêne en foit
inféparable. Ceux qui les portent n'en
éprouvent que pendant les premiers
jours ; mais quand une fois ils y font
accoutumés ; nous voyons qu'ils ont,
pour ainfi dire, de la peine à s'en
paffer.

Cependant fi on en croit l'Auteur,
» les bandages retardent feulement les
» progrès rapides que la hernie peut
» avoir, & ils peuvent même en cer-
» tains cas empêcher l'étranglement. «
Quelques réflexions fuffifent pour fentir le faux de cette fpéculation ha-
fardée. Les hernies réduites & bien
contenues par un bandage ; ne peuvent faire aucun progrès ; le bandage ne fert donc pas feulement à re-
tarder des *progrès rapides*, qui ne peuvent exifter ; mais encore il empê-
chera toujours un étranglement qui
ne peut jamais avoir lieu, tant qu'il
fera appliqué convenablement.

Dans les hernies complettes, les
bandages ne font pas moins utiles.
Pour peu que l'on foit verfé dans le
traitement de ces maladies, on fçait
que fi les bandages font bien faits &
appliqués avec les précautions requi-
fes, ils contiennent exactement les

hernies; qu'ils oppofent un obftacle falutaire à l'iffue des parties, dans les différens mouvemens que le malade peut faire; qu'ils ne caufent aucune douleur, ni contufion, ni adhérence à l'inteftin réduit; qu'ils ne peuvent produire aucun accident, ni nuire au cordon des vaiffeaux fpermatiques. Si par hafard on a obfervé des effets contraires, on doit les imputer à des bandages mal-faits, mal appliqués, & fouvent auffi à la négligence des malades. C'eft donc à tort que l'on a tenté de déprimer les vrais fecours de l'Art, en y oppofant les maux que leur application méthodique prévient toujours.

L'Auteur du Mémoire fe permet une déclamation outrée contre des accidens imaginaires. Il repréfente les malades affectés de hernie, pâles, triftes & mélancholiques, traînant une vie pénible & fouffrante, & comme féparés de la fociété. Mais le contraire eft démontré : combien de gens ont cette maladie fans jamais avoir eu le moindre accident, & fans être moins propres aux travaux de leur état, ou aux devoirs de la fociété ? Les Soldats ne font pas licentiés pour raifon de cette incommodité.

On n'a pas craint encore d'avancer que les ſecours que l'on procure dans l'etranglement ſont inſuffiſans ; que quelque ſuccès qu'ils puiſſent avoir, tout ſe réduit à tirer le malade du danger urgent où il ſe voyoit, en lui laiſſant toutesfois la cauſe prochaine d'une récidive, & que l'Art ne peut offrir que des moyens palliatifs De pareilles propoſitions portent avec elles leur réfutation ; cependant pour la conſolation des malades, & en même-temps pour l'inſtruction des Elèves, nous remarquerons que dans les hernies complettes & anciennes, l'étranglement eſt en général plus rare que dans les hernies incomplettes & récentes; qu'il y eſt moins dangereux, moins ſuſceptible de progrès rapides; que l'inflammation y eſt plus lente ; que cet accident eſt ſuſceptible de guériſon par les remèdes généraux ; qu'une fois diſſipé, il n'eſt, pour l'ordinaire, plus à craindre quand la hernie eſt contenue par les moyeus convenables ; enfin que dans ce cas, la Chirurgie offre non - ſeulement des moyens palliatifs, mais encore des ſecours ſalutaires par la pratique des opérations convenables, leſquelles procurent ſouvent une guériſon radicale & abfolue. Il n'y a qu'à ouvrir les Livres de l'Art pour être convaincu de ces vérités.

On ne s'eft pas contenté de déprimer ou de taire les fecours que l'on peut tirer de la Chirurgie; on exagere encore la multitude des hommes attaqués de hernie dans les conditions les plus néceffaires, comme le militaire, le laboureur, le manœuvre. On ne craint pas » de faire monter la » perte réelle que l'Etat fait à un hui- » tieme de fes fujets qui lui devien- » nent à charge, & qui périffent tous » les jours au milieu des plus affreufes » douleurs «.

Mais comment peut-on avancer qu'un huitieme des fujets de l'Etat font attaqués de hernie? Il eft d'abord certain que les femmes y font beaucoup moins fujettes que les hommes; & en comptant indiftinétement dans les deux fexes, nous ne craignons pas d'affurer que le nombre des malades ne va pas à un fur cent, & d'ailleurs ils ne font pas à charge à l'Etat, puifqu'ils font propres à fuivre les travaux, même pénibles, auxquels ils font élevés. Si par hafard les accidens de l'étranglement en font périr quelques-uns au milieu des douleurs & en ren-

dant par la bouche des matieres excré-
menteufes , ce n'eft que parce qu'ils
ont négligé l'ufage des moyens de
s'en garantir , & qu'ils n'ont pas demandé à temps les fecours néceffaires.
Ces cas peuvent être regardés comme
rares. Les Hopitaux font des afyles
ouverts à l'humanité fouffrante , & le
refuge ordinaire de toutes les miferes
& de toutes les maladies, où fe ren-
dent tous ceux qui , dans les conditions les plus baffes, font expofés aux
plus pénibles travaux , & à la négligence des premiers fecours capables
de prévenir de plus grands maux ; &
cependant nous voyons que l'Hotel-
Dieu, par exemple, où font raffem-
blés fouvent jufqu'à trois mille malades , on eft à peine obligé une ou
deux fois par mois d'opérer des hernies , pour des accidens que l'on a
dépeints comme fréquens , quoiqu'ils
ne le foient gueres ; & qui n'arrivent
pour l'ordinaire que par le peu de foin
que l'on a eu de porter un bandage.

Jufqu'ici l'on n'a vu en faveur de
la prétendue nouvelle méthode , que
des allégations dénuées de fondement ;
mais jugeons-la par fes fuccès , & examinons les faits avancés pour tâcher
de la faire valoir.

Trois épreuves fur trois pauvres de Bicêtre, attaqués de hernie, faites en maifon particuliere & fans témoins, rapportées avec les précautions qui conviennent au myftère, font l'objet des Obfervations par lefquelles on veut prouver les avantages du traitement propofé. Elles ont été tentées fur des malades choifis qui avoient des hernies anciennes, complettes, affez volumineufes, faciles à réduire, & les cordons fpermatiques étant fains. L'un étoit âgé de vingt - deux ans, l'autre de quarante-huit, & le troifieme de foixante-onze.

Ces malades, qui avoient été remis pour le traitement le vingt-neuf Mai 1773, après quelques jours de repos, fubirent tous trois, le quatre Juin, l'incifion qui n'eft, dit - on, que préliminaire & fans conféquence. Le lendemain, lors de la levée de l'appareil, le fecond avoit la fièvre, à laquelle fuccéderent des accidens qui ne permirent pas de pourfuivre le traitement ; il a été en danger, & n'a pas été guéri de fa hernie. Les deux autres, celui de vingt-deux ans & celui de foixante-onze, ont été guéris, dit-on, par l'application du cauftique, &

le traitement en a été terminé à la fin de Juin.

Nos réflexions feront jointes ici à celles dont M. Brun, Chirurgien en chef de l'Hopital Général, a fait part à l'Académie; elles méritent d'autant plus de foi qu'il a affifté aux procès-verbaux de vifites, & qu'il a été témoin oculaire d'une partie des faits.

M. Brun a obfervé dans le procès-verbal du trente-un Juillet, qu'à deux dont les hernies étoient contenues, il y avoit du côté opéré une cicatrice de la longueur de deux travers de doigts, felon la direction du cordon, & que ces cicatrices étoient adhérentes aux anneaux.

Au malade de vingt-deux ans, la cicatrice étoit achevée, le cordon étoit fain, & l'on fentoit le fac herniaire dans les bourfes.

Dans celui de foixante-onze ans, il a remarqué que la cicatrice n'étoit pas encore parfaitement formée, que le cordon étoit dur, indolent, & fort gros depuis l'anneau jufqu'à deux travers de doigts du tefticule où le refte du cordon étoit dans un état naturel. Cette difpofition extraordinaire du cordon a fait naître une conteftation

imprévue : l'Opérateur qui convenoit
n'avoir vu l'engorgement que deux
jours après l'application du cauftique,
foutenoit, fur le témoignage du malade, que cette difpofition étoit ancienne. Mais comment pouvoit-on
s'en rapporter au malade fur ce point,
& comment une pareille difpofition
a-t-elle pu échapper lors de la premiere vifite, aux gens intéreffés à tout
obferver ? Ces confidérations fuffifent
pour donner lieu de croire que cette
tuméfaction contre-nature a été l'effet du cauftique. Ainfi des deux malades guéris en apparence, l'un a
éprouvé du gonflement au cordon,
que l'on peut regarder comme un accident du traitement

Quant au malade de quarante-huit
ans, qui a eu des accidens graves &
qui n'a pas été guéri, M. Brun a con-
ftaté, par le procès-verbal du vingt-
trois Juin, qu'il étoit fort maigri,
très-foible & fans fièvre, de la veille
feulement ; que du côté gauche le
long du cordon, il y avoit eu une
incifion longue de trois travers de
doigts ; que les bords de la plaie
étoient gonflés, un peu enflammés,
& le fond en fuppuration. D'après le
rapport du malade & de ceux qui en

avoient entrepris la cure, il eft dit qu'il n'y avoit pas eu de cauftique appliqué ; que cependant la fièvre étoit furvenue le lendemain de l'incifion ; que cette fièvre a continué avec redoublement foir & matin, depuis le cinq Juin jufqu'au vingt-deux ; qu'elle a été conftamment accompagnée de douleurs plus ou moins vives, qui fe faifoient fentir dans le tefticule & les bourfes ; que ces douleurs ont été fuivies d'un gonflement inflammatoire qui s'eft terminé par un abfcès profond à la partie inférieure des bourfes, du côté gauche. L'ouverture de cet abfcès, qui s'eft faite fpontanément, a été agrandie par M. Brun, & foit qu'il y ait eu du cauftique appliqué ou non, il eft bon d'obferver que le gonflement & l'engorgement fe bornoient au côté de l'incifion, d'où il paroît naturel de conclure qu'au moins l'incifion a été la caufe déterminante des accidens que le malade n'auroit fûrement pas éprouvés fans elle.

Mais pour ne pas prononcer légérement fur ce point, tâchons d'approfondir fi les accidens furvenus ont pu dépendre de ce qui avoit été fait

au

au malade, ou s'ils sont absolument étrangers à son traitement. L'Auteur du Mémoire prononce sans hésiter que la fièvre a été absolument indépendante de l'incision, & il dit que la maladie qui survint, paroissant prendre le caractère d'une fièvre maligne putride, l'application du caustique fut suspendue.

M. Brun paroît douter de la non-application du caustique, quoiqu'il ne s'en soit pas expliqué formellement dans le procès-verbal ; il n'a rien nié ni rien affirmé à ce sujet ; & s'il a semblé s'en rapporter au récit qui lui a été fait, il a cru cependant ne devoir pas y ajouter une foi entiere, fondé sur l'état de la plaie, qui paroissoit moins la suite d'une simple incision des tégumens, que l'effet des ravages d'un caustique. Contre la vérité du procès-verbal, on a supposé, dès le temps de sa visite, l'état de la plaie meilleur qu'il n'étoit ; mais il a été écrit qu'il y avoit un engorgement inflammatoire considérable ; que les bords de la plaie étoient gonflés & enflammés : or ces effets peuvent-ils être regardés comme la suite d'une simple incision ? & en admettant qu'elle eût pu y donner

B

lieu, comment ose-t-on avancer qu'un pareil traitement est sûr & sans danger ?

De plus, il paroît évident, quoiqu'on en dise que la fièvre n'a été que symptomatique, puisqu'elle étoit accompagnée de douleurs dans le testicule & les bourses du côté gauche, qu'il y avoit un gonflement considérable qui s'est terminé par un abscès profond ; enfin, puisque la fièvre a cessé, lorsque la suppuration a été faite.

Nous ne disconvenons pas qu'une fièvre accidentelle ne puisse devenir putride, maligne, par la disposition vicieuse des matieres contenues dans les premieres voies ; mais pour juger dans le cas présent, il suffit d'observer que la fièvre ne s'est développée qu'après l'incision, & qu'elle a cessé après la formation de l'abscès.

Le malade, qui a donné lieu aux réflexions que nous venons de faire, n'est point guéri, & son traitement ne peut être regardé comme nul pour l'essai, puisqu'il a été exposé en conséquence à des accidens graves. C'est donc à tort que l'on a annoncé un succès complet, & que l'on a avancé, au commencement du Mémoire, *que les malades font guéris.* Celui-ci a été guéri des accidens qu'on lui a causés, puifqu'il n'en eft pas mort ; mais la maladie pour laquelle on a voulu le traiter, n'en fubfifte pas moins.

Les deux autres cures ont paru d'abord auffi heureufes qu'elles pouvoient l'être ; cependant dans le fujet de foixante-onze ans, il y avoit encore, après la guérifon, un peu d'engorgement au cordon, obfervation effentielle que l'on a eu foin de diffimuler. M. Brun nous a encore appris que peu de temps après fa derniere vifite, ayant eu occafion de voir une fois le plus jeune des malades, fa hernie commençoit déja à reparoître ; & depuis elle eft revenue à-peu-près comme avant.

Ainfi, comment peut-on vanter des fuccès, quand de trois effais, l'un a été décidément fans effet & dangereux, & qu'un autre eft devenu nul peu de temps après la guérifon la plus heureufe en apparence.

Ce défaut de fuccès avoit été prévu par les Maîtres de l'Art, d'après l'expérience de plufieurs fiècles. On ne doit donc pas compter fur la guérifon radicale & fans retour de la hernie après cette efpèce de traitement ; &

on est fondé à croire qu'il n'a pas la propriété spéciale de préserver de la récidive, quand on sçait que les mêmes causes, qui produisent primitivement les hernies, peuvent écarter de nouveau les parties voisines de la cicatrice, permettre ainsi une nouvelle hernie; & quand on voit qu'après les opérations les plus heureuses, la cicatrice, quoique solide, n'empêche pas le retour de cette maladie, à moins qu'on n'ait la précaution de faire porter un bandage. Toute assertion contraire paroîtra d'autant plus hasardée que les faits la démentent; & nous sçavons que plusieurs malades, traités par ce moyen, ont éprouvé le retour de leur hernie. Pour démontrer un avantage constant, & l'espèce d'impossibilité de récidive, il faudroit présenter des sujets qui, depuis leur guérison, eussent pratiqué des travaux pénibles; car s'ils étoient par état livrés au repos, ce succès n'auroit rien d'extraordinaire.

Ce qui vient d'être exposé suffit pour faire sentir les inconvéniens du traitement des hernies par le caustique; les Anciens ne l'ont abandonné que par rapport à ses dangers, & nous voyons que si on a fait des tentatives en différens temps pour en renouveller l'usage, on y a bientôt renoncé par les mêmes motifs.

On se flatte aujourd'hui d'être plus heureux ; on se félicite d'avoir simplifié la méthode & de l'avoir portée au dernier degré de certitude & de perfection ; on ne craint pas d'avancer qu'elle a guéri & qu'elle guérira sans aucun risque pour la vie, la santé, ou même la génération. Mais il est important de déchirer le voile dont on couvre de pareilles erreurs, il faut en faire connoître le danger, pour désabuser le Public trop crédule & enclin à donner dans tous les piéges ; pour prouver les risques de ce procédé qui a estropié des malades, & en a tué d'autres, quoiqu'on avance qu'il est à un plus haut degré de perfection, & qu'il est physiquement sûr. Laissons les raisonnemens & opposons des faits.

Un ancien Officier de la Reine, demeurant à Versailles, trompé par les récits insérés dans les papiers publics sur les prétendues cures merveilleuses pour les descentes qu'opéroit le sieur Maget, se mit entre ses mains, il y a environ cinq ans. Ce malade fut traité à sa maniere ; mais le caustique

I. OBSERV
Ouverture
l'intestin.

ayant corrodé une portion de l'inteſtin contenu dans la tumeur, les excré-mens ſortirent par la plaie pendant plus de deux mois, & ce ne fut qu'a-vec peine qu'on en obtint la cicatrice. On crut alors devoir aſſurer au malade ſa guériſon ; on ſe hâta même de la publier ; mais ce ſuccès ne fut pas long : la cicatrice s'ouvrit de nouveau le vingt-deuxieme jour, & les matie-res ſtercorales reprirent leur cours par l'ouverture. M. Louſtenau, qui fut appellé auprès du malade pour lui donner ſes ſoins, pria MM. Andouillé & Hévin de le voir ; ils obtinrent une nouvelle cicatrice par des panſemens méthodiques, & conſeillerent au ma-lade de porter un bandage. Pendant environ un an, la cicatrice s'eſt encore r'ouverte trois fois ; enfin en portant conſtamment un bandage, après ces dangers multipliés, le malade a été guéri.

Dira-t-on encore, après cet exem-ple, que cette méthode eſt ſans dan-ger, & qu'elle n'a eſtropié perſonne ? La léſion de l'inteſtin dans ce cas, fait voir combien on doit encore craindre de l'application du cauſtique, dans le voiſinage des gros vaiſſeaux. Ceci mérite particuliérement attention pour la hernie crurale , & prouve que ce traitement peut être plus dangereux dans certaines eſpèces de hernies que dans d'autres.

M. Dufouart l'aîné , Chirurgien-Major des Gardes-Françoiſes , ayant connoiſſance de pluſieurs épreuves faites ſur des Soldats de ce Régiment, ne croit pas devoir juger plus favorablement.

Le ſieur Maget ayant obtenu l'a-grément de faire l'épreuve de ſon traitement, le pratiqua le ſix Septembre 1765 , à l'Hopital Militaire de Nancy ſur un Sergent du Régiment du Roi, attaqué d'une hernie complette du côté droit. Il fit d'abord rentrer les parties ſorties ; enſuite il pouſſa les tégumens en devant de l'anneau comme pour les faire rentrer , ce qui forma un pli ; il y porta enſuite un biſtouri pour le couper entiérement , & fit une inciſion de deux ou trois pouces de longueur. Il couvrit auſſi-tôt la plaie de charpie sèche , & appliqua le bandage uſité. Une hémorrhagie qui ſurvint, obligea de lever l'appareil le même jour , & l'Opérateur mit un morceau d'agaric ſur l'ouverture de l'artère. L'hémorrhagie n'étant point arrêtée , il fit le ſurlendemain la liga-

II. Obser
Gangrène
la mort.

B 4

ture, & le foir, comme on s'apperçut qu'elle avoit été mal-faite, il appliqua un cauftique. Le fcrotum étoit confidérablement échymofé, la fièvre furvint ; le malade fut inquiet & agité ; le pouls, quoique fréquent, s'afblit enfuite, & après plufieurs alternatives de mieux, foit dans l'état de la plaie, foit dans celui de toute la machine, le fcrotum fe gangréna en plufieurs endroits ; on y fit des taillades & on en détacha une partie. Des fomentations anti-feptiques, & l'ufage intérieur du quinquina, n'arrêterent pas les progrès de la gangrène ; il fallut emporter prefque tout le fcrotum, & le malade mourut le treizieme jour après l'opération.

On remarqua, à l'ouverture du cadavre, que l'incifion n'intéreffoit en effet que les tégumens ; que la petite efcarre formée par le cauftique, n'étoit pas encore tombée ; que la région du pubis étoit gonflée & infiltrée d'un pus fanieux, & que les enveloppes propres de chaque tefticule étoient noires & gangrénées. L'eftomac & les vifcères du bas-ventre étoient en bon état ; une portion d'épiploon qui fe trouvoit avec l'inteftin dans la hernie avant fa réduction, adhéroit dans un point à la tunique vaginale du cordon des vaisseaux spermatiques ; & depuis chacun des anneaux jusqu'à deux ou trois pouces au-dessus, il y avoit une fusée de matiere ichoreuse.

Ce fait a été communiqué à l'Académie par M. la Flize, Chirurgien en chef des Hopitaux de Nancy, qui en a été témoin, ainsi que M. Désoteux, Chirurgien-Major du Régiment.

Nous devons encore rapporter à ce traitement le sort fatal que vient d'éprouver le célèbre M. de la Condamine. Ce sçavant, également recommandable par les agrémens de son esprit & la profondeur de ses connoissances, séduit par ces annonces multipliées que l'on permet trop facilement, & si dangereuses pour le Public, crut devoir se livrer au sieur Maget, pour le traitement d'une hernie complette qu'il portoit sans accident. Opéré à la fin de Janvier, il est mort six ou sept jours après, le quatre Février suivant, victime de la Charlatanerie & de son amour pour des expériences qu'il croyoit nouvelles & utiles.

Voilà des faits avérés : combien d'autres peut-être ignorons-nous, &

III. OBSERV.

dont la terre nous dérobe la connoif-
fance.

Après de pareils évènemens peut-
on affurer encore que ce traitement n'a
rien de dangereux pour la vie , &
qu'il n'a fait périr aucun malade ? Et
comment ofe-t-on expofer , de propos
délibéré , des hommes à des accidens
mortels , pour une maladie qui n'exi-
geroit peut-être jamais aucune opération ?

Si le Magiftrat qui préfide à la Po-
lice de cette grande ville , toujours at-
tentif au bien de l'humanité , a cru
devoir permettre des épreuves & en
autorifer la publication , nous penfons
entrer dans fes vues patriotiques , en
difcutant les faits rapportés & en les
publiant , afin de montrer quelle confiance on doit avoir aux moyens pro-
pofés. On a pu furprendre fa prudence-
ce , & en impofer à fa fageffe ; mais
comme nous connoiffons fon amour
pour la vérité , fon zèle pour l'intérêt
de la fociété , fa bienfaifance pour les
citoyens , nous croyons qu'il eft de
notre devoir de préfenter , fur un
point auffi important pour la vie des
hommes , un jugement conforme aux
vrais principes & à celui de l'Académie , dont j'ai l'honneur d'être ici

l'interprête. Nous nous eſtimerions heureux, ſi par des raiſons ſolides & par l'expoſition des faits, nous pouvions arrêter les progrès d'une conſpiration continuelle que la Charlatanerie ſemble former chaque jour contre l'humanité.

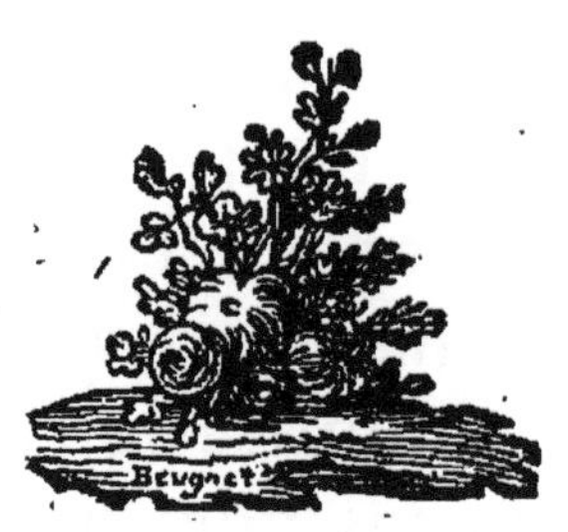

SUPPLÉMENT

SUR l'Usage des Caustiques dans la cure des Hernies.

LE Mémoire sur le danger des caustiques pour la cure radicale des hernies, imprimé dans le quinzieme Volume, page 97, a été lu à la Séance publique de l'Académie, le 14 Avril 1774. Quoique rien ne soit plus opposé aux maximes de la Compagnie que les critiques personnelles, elle a cru devoir, pour le bien de l'humanité, admettre la discussion sur une matiere si importante, & empêcher, par la publication du travail d'un de ses Membres, les préventions du Public, toujours trop crédule, en faveur d'un procédé qui ne remplit pas la fin que se proposent ceux qui veulent le mettre en vogue, & qui a été & peut encore être meurtrier : avec des motifs aussi louables, on peut & l'on doit se permettre de dire la vérité. Il est manifeste que le but du Mémoire de M. Bordenave est de prouver que l'idée de guérir les hernies par les caustiques est fort ancienne ; de rappeller les raisons qui ont fait abandonner cette maniere de traitement, que des tentatives faites en différens temps & en différens lieux n'ont pu accréditer ; qu'on a exagéré le nombre des personnes attaquées de cette maladie ; que les bandages dont on se sert communément pour se garantir des suites fâcheuses des hernies ont une utilité marquée, & n'ont pas les inconvéniens que les partisans nouveaux de cette ancienne Pratique répudiée leur imputent ; enfin, qu'ils n'ont pas porté cette prétendue méthode au point de perfection qui la rendroit comme nouvelle entre leurs mains ; qu'on ne peut l'employer sans risque pour la vie, & qu'elle ne peut, en aucun cas, préserver sûrement du retour de la maladié.

Le travail de M. Bordenave a été fort accueilli des Auditeurs, il est écrit avec honnêteté & beaucoup de ménagement pour les personnes dont il contredit les vues & les intérêts. Malgré ces attentions il leur a déplu, & l'on a répandu peu de temps après la Séance publique de l'Académie, un libelle très-injurieux contre M. Bordenave. C'est une brochure *in-12.* de cent quarante-deux pages, qui a pour titre : *DISSERTATION sur l'usage des Caustiques pour la guérison radicale & absolue des HERNIES ou DESCENTES, de façon à n'avoir pas besoin de bandages pour le reste de la vie.* L'Auteur s'y est découvert par nom & qualités : nos égards pour le Corps à qui il a l'honneur d'appartenir & dont nous sçavons qu'il est désapprouvé, & notre éloignement pour toute espèce de contradiction personnelle, nous prescrivent l'attention de ne le pas nommer ; mais l'Académie qui a adopté l'ouvrage de M. Bordenave dans ses Mémoires, devoit examiner si les fausseté & les erreurs de faits dont on l'accuse dans ce libelle, ont quelque fondement ; afin de lui demander sa rétractation s'il y avoit lieu.

La méthode n'est pas nouvelle, cela est bien démontré ; mais ses partisans actuels l'ont-ils perfectionnée?

Ils l'affurent en difant qu'ils incifent d'abord les tégumens ; & fur-tout par le choix du cauftique ; c'eft l'huile de vitriol. Mais il y a cinquante ans qu'on faifoit, à Paris même, des tentatives infructueufes avec ce médicament pour la cure des hernies. On lit dans la Préface du Traité des Defcentes, publié en 1749 par M. Arnaud, » qu'en 1724 ou 1725, un » Anglois vint à Paris pour y prati- » quer une méthode dont il fe difoit » l'auteur : il avançoit dans fon en- » thoufiafme avoir guéri toute l'An- » gleterre. De neuf malades que je » lui vis traiter, il n'y en eut aucun » qui guérît ; mais il y en eut un » plus malheureux que les autres : il » eut la conftance de fe laiffer faire » jufqu'à trois fois les différentes ap- » plications du remède. La premiere » fois le prétendu guériffeur s'en prit » à l'indocilité du malade : la feconde » fois à l'influence trop humide de » l'air ; & la troifieme à une fluxion » qui furvint au tefticule du malade, » & qui le fit tomber en pourriture. » L'Empirique Anglois manqua les » deux premieres fois fon *patient*, » parce que fon cauftique, qui étoit

” de l'*huile de vitriol*, ne pénétra pas
” jufqu'à l'anneau ; & la troifieme
” fois, parce qu'ayant pénétré jufqu'à
” cette partie, il avoit cautérifé le
” cordon des vaiffeaux fpermatiques;
” ce qui fit tomber le tefticule en
” pourriture. Comment, ajoute M.
” Arnaud, peut-on entreprendre une
” pareille opération fans redouter cet
” accident, dont la prudence du Chi-
” rurgien le plus confommé ne peut
” garantir «. Heifter, Monro, Gunz
en ont jugé de même ; la raifon &
l'expérience leur ont dicté le même
langage que M. Bordenave a tenu :
de quelle autorité pourroient être aujourd'hui les déclamations contraires.

Mais, les partifans de cette méthode citent des faits & des expériences authentiques. Il eft poffible
que quelques perfonnes aient été en
effet guéries après s'être foumifes à
cette maniere d'opérer ; elle n'en eft
pour cela ni moins infidèle, ni moins
exempte de danger. M. Brun, Mem-
bre de l'Académie, Chirurgien en
chef de l'Hopital-Général, qui a fuivi
les épreuves faites fur des pauvres de
l'Hopital de Bicêtre, a affuré que les
apparences de guérifon ne s'étoient

pas foutenues; & il en a donné depuis la démonftration.

A l'égard du danger, nous avons des preuves non fufpectes, malgré les allégations oppofées, que le Sergent du Régiment du Roi opéré à Nanci au mois de Septembre 1765, eft mort le treizieme jour, des fuites de cette opération. Et le défenfeur de cette méthode, foi-difant nouvelle, ne craint point d'imaginer & de dire que le malade eft mort de poifon, le jour même de l'opération. Il tâche d'accréditer ce foupçon odieux, par des récits d'affaffinats prémédités contre de miférables prétendus guériffeurs, qui ont eu recours impunément à cette fauffeté pour fe rendre intéreffans aux yeux du Public : il faifit avidement de pareils contes, dont on devroit févèrement punir les Auteurs; mais ils trouvent appui & protection, & fe permettent toute efpèce d'intrigues pour parvenir à leurs fins : Que ne peut pas la foif de l'or !

On objecte à M. Bordenave, dans la brochure citée, le fait de M. de la Condamine; on prétend qu'il n'eft point mort de l'effet du cauftique : il

étoit , dit - on , guéri fix femaines
avant fa mort : mais nous avons contre cette guérifon imaginaire , un
témoin irréprochable en M. Typhaine,
Expert pour les Hernies. Il a été en-
gagé par un ami de M. de la Condamine à le vifiter le vingt-huitieme
jour après l'opération ; il a trouvé les
deux plaies ayant encore plus d'un
pouce de long , profondes d'environ
quatre à cinq lignes , très - fèches ,
avec des bords durs & calleux & le
fond grifâtre , couvertes de pluma-
ceaux , trempés dans le baume du
Commandeur. On avance fauffement
que M. de la Condamine étoit guéri
de fes plaies fix femaines avant que
de mourir ; puifqu'il eft mort cinq ou
fix jours après la vifite de M. Typhaine. Enfin , l'Auteur de la brochure
parle de la guérifon radicale d'un
Notaire de Paris : il a affifté à la lec-
ture du Mémoire de M. Bordenave,
à la Séance publique : il a affuré qu'il
n'étoit pas guéri , & qu'il eft affujetti
à porter un bandage double , comme
avant la tentative illufoire à laquelle
il s'eft prêté.

Sur l'allégation du nombre des gens
communément attaqués de hernies ,

que l'on avance être d'un huitieme dans la Société, j'ai prié les Chirurgiens des Hopitaux de Paris, de faire la recherche exacte des personnes qui en sont attaquées : elles doivent être sans contredit plus nombreuses dans les Hopitaux, puisque c'est une des causes qui nécessitent les pauvres à se rendre dans ces asyles ouverts à l'humanité souffrante. Le 30 Mai de cette année 1774, il y avoit à l'Hopital de la Salpêtriere sept mille vingt-sept personnes ; & par les informations les plus exactes, dues aux soins de M. Martin, on n'a trouvé que deux cens vingt personnes affligées de hernies. C'est à-peu-près la proportion de trente sur mille, ou de trois sur cent. On remarquera que c'est un Hopital de femmes.

Les hommes exposés à des travaux pénibles, sont plus sujets à cette maladie. M. Bousquet m'a mandé, le 12 Juin, qu'il y avoit à Bicêtre trois mille huit cens personnes ; & qu'il en a trouvé deux cens douze avec des hernies. La proportion est double pour les hommes.

M. Sabatier a fait aux Invalides, le 15 de Juillet, le dénombrement des sujets attaqués de cette maladie. Il y avoit dans l'Hôtel deux mille cinq ou six cens hommes ; dont six cens Officiers. Parmi ces Messieurs, il ne s'en est trouvé que treize avec des hernies : & parmi les Soldats, au nombre de deux mille, il y en a cent quarante - deux avec des hernies : c'est encore sept sur cent. Mais on observera, comme nous l'avons dit en général, que nombre de Soldats n'ont demandé les Invalides ou ne restent à l'Hôtel que pour cette cause d'infirmité, sans laquelle ils seroient détachés ou auroient continué de servir. Parmi les Officiers, au nombre de treize, six ont des descentes des deux côtés ; cinq l'ont du côté droit, & deux du côté gauche. Parmi les Bas-Officiers & Soldats au nombre de cent quarante-deux :

Des deux côtés 44

A droite 55

A gauche 43

———————

Total . . 142

M. Brun a fait faire, le 12 Juin, à l'Hopital de la Pitié, où il n'y a que de jeunes garçons depuis l'enfance, & dans l'adolefcence, le relevé fuivant, où l'on verra par comparaifon, avec les liftes ci-deffus, la différence des réfultats proportionnels relatifs à l'âge des perfonnes attaquées de hernies.

A Sainte-Anne,	160 enfans,	3	
A Jefus,	291	9	
A Sainte-Cécile,	154	3	Avec des defcentes.
Aux Convois,	105	0	
Aux Ecrouelleux,	47	1	
Aux Teigneux,	70	2	
A Saint-Auguftin,	210	3	
Totaux	1037	21	

C'eft environ deux fur cent : les enfans font cependant très-fujets aux hernies ; mais par des foins attentifs, on parvient à les en guérir parfaitement ; un bandage contentif fuffit pour opérer cette cure radicale. Qu'on juge maintenant s'il eft vrai qu'il y

ait un huitieme des hommes affligé
de hernies ; & si l'on a eu raison de
dire que ceux qui sont dans l'obli-
gation de porter des bandages, traî-
nent une vie pénible & souffrante qui
les sépare de la Société. On a voulu
jetter de vaines terreurs pour tâcher
de faire valoir un procédé très-connu,
qu'on voudroit donner comme nouveau, & qui a toujours été proscrit
au jugement des plus habiles Maîtres.

F I N.

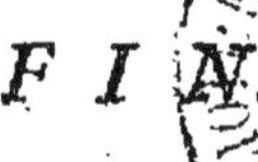